"姿勢・ウォーキングレッスンを受けた生徒さんの声"

"毎日無意識に行う動作だからこそ、美しくしていたい"

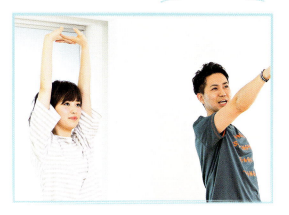

"「立ち居振る舞いがキレイ!」とほめてもらえるようになった"

"自信が出て前向きになれた"

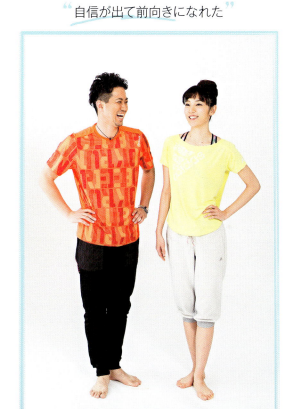

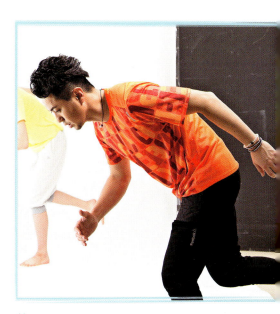

"人に「魅せる」という意識を持つようになった"

泉里香ちゃんの Challenge!!
1.2.3秒+14日間のインプリセットエクササイズ

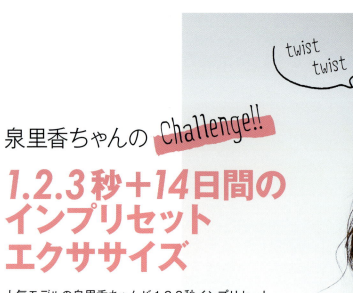

twist twist

人気モデルの泉里香ちゃんが1.2.3秒インプリセットエクササイズを体験。普段のポージングやウォーキングに欠かせない美姿勢をつくるべく、チャレンジしてくれました。

インプリセットエクササイズとは?

インプレッション（印象）
＋
プリセット（設定値などを前もって調整すること）

姿勢を整える（プリセットする）ことで、印象を変え美しく前向きなオーラを引き出してくれます。
そのためのハウツーが、本書で紹介する
1.2.3の動き（P.20、21）や
14日間のエクササイズ（P.22〜49）なのです。

days
ヒップタッチ

わき腹と腰のあたりがほぐれていい感じ。
ひねるときに、軸を意識するから
体のラインをまっすぐに保つ意識づけにも◎！
キレイなくびれをつくるのにもいいみたい♪

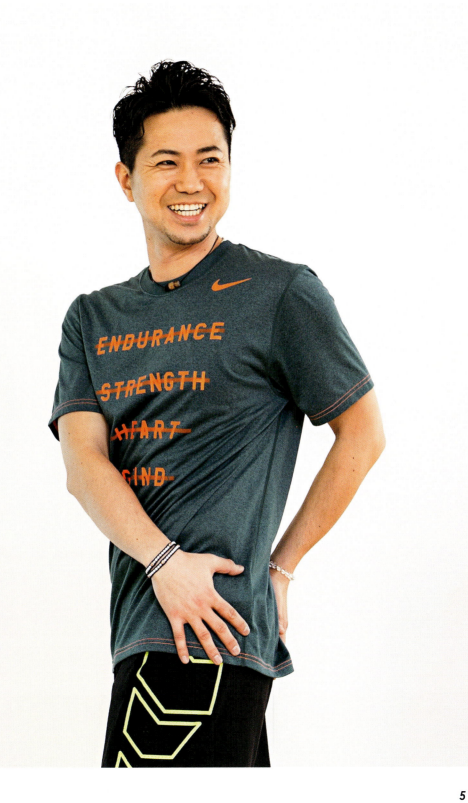

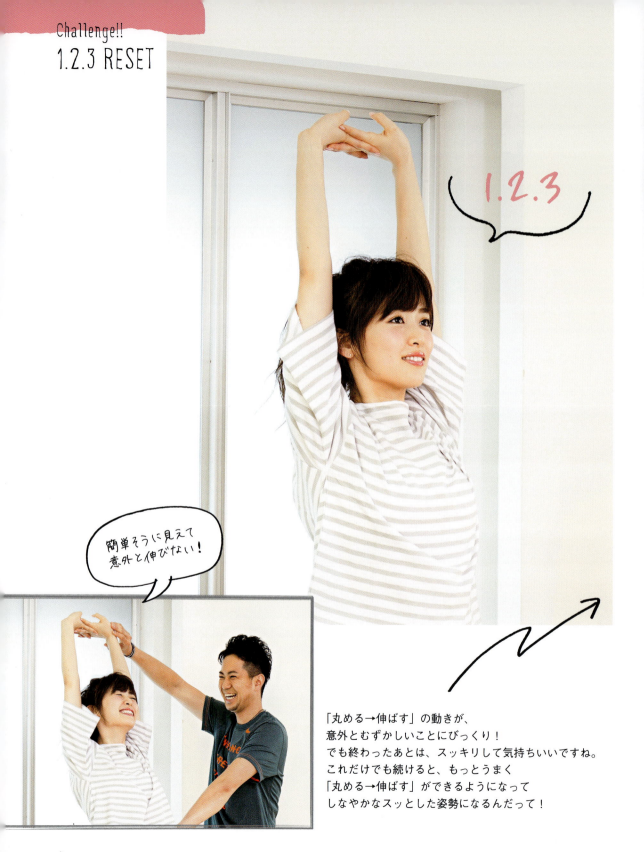

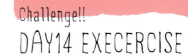

day4 バックオープンクローズ

> 肩甲骨が
> すごく動いてる!

ちょっとしたエクササイズなのに、
手の動きに合わせて肩甲骨が開いたり閉じたりしているのが
わかる! これをやったら天使の羽がキレイに出て、
背中が開いたお洋服も似合いそう♡

Challenge!!
DAY14 EXECERCISE

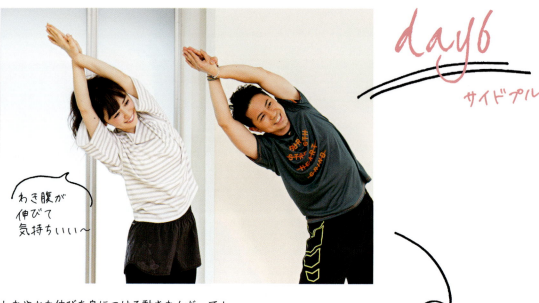

day6 サイドプル

「わき腹が伸びて気持ちいい〜」

しなやかな伸びを身につける動きなんだって！
体の側面がストレッチされてるのがわかるよ。
左右に上体を振るときに、体の中心軸を意識するから
自然と体幹が鍛えられそう！

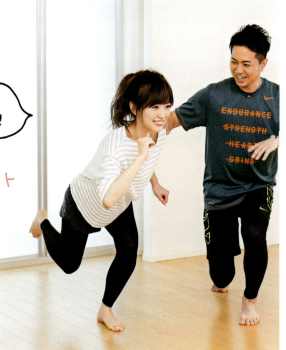

「下半身にじわじわ負荷がかかってくる！」

day10 ワンレッグスクワット

姿勢をまっすぐにしたままやる、片足スクワット！
見た目はハードだけど、やってみたら、
意外と負荷のかかり具合がちょうどいい！
下半身シェイプのために続けてみよっ♪

Contents

本書＆DVDの使い方 …………………………………………………………………… 10

chapter 1 美しくて魅力的な人は知っている
正しい姿勢が美しさをつくるワケ …………………………………… 11

姿勢を正せば美しくなれる！モテる！ ……………………………………………… 12
姿勢を正せば仕事、プライベート、恋愛 etc…すべてがうまくいく！？ …… 14
姿勢を正せば体の不調が解消＆ダイエット、筋トレ効果UP ………………… 16
あなたの立ち方は合ってる？　正しい姿勢のポイント ………………………… 18

chapter 2 14日間で姿勢リセット！
1日3分エクササイズ ……………………………………………………… 19

キレイに近づく3秒の魔法　1.2.3秒インプリセット ………………………… 20
1日目　初日は上半身の動きを中心に軽快にウォームアップ　ステップパンチ＆ジャンプ …… 22
2日目　"縮める→伸ばす"を組み合わせてインナーマッスルを刺激　ツイストプル＆バック …… 24
3日目　体の中心を意識した動きでブレない軸を手に入れる　ストレートバランス＆バックアップダウン …… 26
4日目　上半身を大きく伸ばして肩甲骨、ウエストまわりに効かせる　サイドアブドミナル＆バックオープンクローズ …… 28
5日目　上半身のひねりと下半身への加圧で全身にほどよく負荷をかける　ヒップタッチ＆ヒールアップスタンプ …… 30
6日目　体の中心軸から左右・後方に倒してしなやかな伸びをマスター　サイドプル＆レッグベンドプッシュ …… 32
7日目　体の軸に働きかける1週間の区切りの調整エクサ　トランクサークル＆ヒップジョイント …… 34
8日目　胸の開閉と腰のスイングでくびれメイキング　ビジョン＆ペルビススイング …… 36
9日目　上半身のひねりと下半身のステップでスッキリ骨格メンテナンス　パンキング＆インサイドアウト …… 38
10日目　ランニングフォームで下半身にじわじわと負荷をかける　ワンレッグスクワット＆ステップ …… 40
11日目　軸を意識しながらバランスを維持して行う上級エクサ　ヒールアップフレクション＆レッグフロントバック …… 42
12日目　腰まわりを起点にしたひねりと軽快なリズムの美脚矯正でメリハリをGET　アームクロスワイズ＆クロスアウトイン …… 44
13日目　肩甲骨を意識しつつ腰まわりも刺激　アームオール＆ハンドサイドサークル …… 46
14日目　軸を意識しながら肩甲骨＆足の筋肉を同時に刺激　ハンドアップサークル＆ステップエルボー …… 48

お悩みに合わせて選べる　効果別エクササイズメニュー ……………………… 50
こんなときにお役立ち！　1.2.3秒インプリセットの効果 ……………………… 52

chapter 3 姿勢を正したら、もう1ステップ！
美人オーラを全開にするウォーキング＆座り方レッスン …… 53

正しく歩いて美人オーラUP !!　基本のモデルウォーキング ………………… 54
座っているときも美姿勢をキープ！　基本の座り方 …………………………… 56
今村式！　モテ美"XAVI"理論　ファッションタイプ別ウォーキング ……… 58

1.2.3秒インプリセットをおさらい ………………………………………………… 60
おわりに …………………………………………………………………………………… 62
Recording My 14Days …………………………………………………………………… 63

HOW TO USE BOOK & DVD

本で動きのポイントや効果をチェックしたら、DVDを見ながら、今村大祐と一緒にエクササイズをやってみましょう。

【注意事項】
- 体調には個人差があります。本書とDVDの内容は、1人ひとりの方がご自身の体調を配慮した上で自己責任で行ってください。
- けがを負ったり体調不良が生じたりした場合、製作者は一切の責任を負いかねます。

本書の使い方

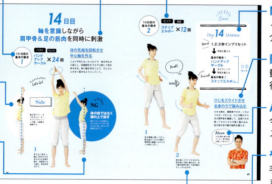

動きの名前と回数
本書で紹介する14日間の動きは、基本の動き1と2で構成されています。名前や回数を知れば、より動きを覚えやすくなります。※回数は目安です

Side
横からのアングルで、動きをしているときの正しい姿勢をチェックしましょう。

NG
やってしまいがちなダメな姿勢を知って、正しくエクササイズすることで、効果を高めましょう。

その日のねらい
14日間のうち、その日のエクササイズが何を目指してやるものなのかを紹介しています。

効果のある部位
効果のある部位を示しています。部位が複数ある場合、1番大きなアイコンは、特に効果がある部位を表しています。

Menu
その日のエクササイズメニューを紹介します。流れを確認しましょう。

動きの特長や効果
動きごとの特長や、それによって得られる効果を解説します。

Advice
今村大祐による、元気が出るプラスワンのアドバイス。

やり方
手の振り方や体の倒し方など、動きのポイントを解説します。

DVDの使い方

視聴の手順
1 DVDプレーヤーにディスクを正しくセットします。(DVDの取り扱いについては、お手持ちのDVDプレーヤーの取り扱い説明書を参照してください)
2 ワーニング、オープニングのあと、メニュー画面が表示されます。
3 メニューに表示された項目の中から、見たい項目を選び、決定(または再生)ボタンを押します。

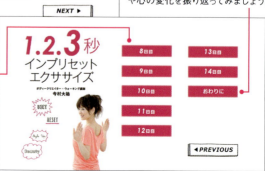

PLAY ALL
はじめにから、1.2.3秒インプリセット、14日間のエクササイズ、おわりにまですべて再生されます。

はじめに
これからインプリセットエクササイズを始めるあなたに、今村大祐からのご挨拶。

1.2.3秒インプリセット
→P.20、21
14日間のエクササイズとセットで、毎日行う基本の1.2.3の動きをマスターしましょう。

1~7日目のエクササイズ
→P.22~35
最初のメニュー画面では、7日目のエクササイズまでを選択できます。まずは、1週間トライしてみてくださいね。

NEXT/8~14日目のエクササイズ→P.36~49
NEXTボタンを選択して、次の画面に行くと8~14日目のエクササイズが見れます。ほんの少し、難易度がアップしますが、動きと体の変化を楽しんでください。

おわりに
今村大祐からのお疲れさまメッセージ。14日間を終えたあとの、体や心の変化を振り返ってみましょう。

chapter 1

＼ 美しくて魅力的な人は知っている ／

正しい姿勢が美しさをつくるワケ

正しい姿勢でいるだけでこんなにたくさんメリットがあるんです。
知ればあなたも美姿勢を習慣づけたくなるハズ！

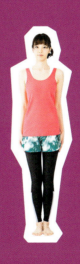

姿勢を正せば美しくなれる！モテる！

ポッコリお腹、垂れたお尻に太い脚……。おブス体型は全部ゆがみが原因!?
憧れボディは姿勢で作ることができるんです。

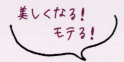
美しくなる！モテる！

メソッド 1　ゆがみのない美しい体になる

　"正しい姿勢"とは背骨がS字のカーブを描き、骨盤がまっすぐ立っている状態。ところがこれが崩れ、例えば骨盤が後ろに傾いていると、背中が丸くなって猫背に。すると腹筋があまり使えなくなり、お腹に脂肪が集まってしまいます。これがまさにポッコリお腹の原因。そのほかにも、肩が内側に入っているとデコルテが閉じ、胸が垂れてバストダウン＆背中にぜい肉がついてしまいます。また、片足にだけ体重をかけて立つのがクセになっていると、内転筋（内股の筋肉）を使わなくなるので、ももが太くなります。体のゆがみはいろんな形で体型の悩みを引き起こしているのです。骨格のアライメントを正すことで、これらすべてを正常な位置に戻し、ゆがみのない美しい体をつくっていきましょう。

アライメントとは

医学用語・スポーツ業界用語では「**骨の並び・配置**」という意味で使われます。
つまり、「骨格アライメントを正す」＝「美しい姿勢になる」ことなのです。

美しい体をつくる2つの条件

Point 1　力を抜く

背筋を無理に伸ばそうと力を加えては×。正す＝骨格を正しい位置に戻し、リラックスした状態にする、ということを忘れないで。

Point 2　上手にゆるめて上手に伸ばす

まずは固まった筋肉をほぐし、骨を正しい位置に導くことから。本書のエクササイズ（P.20〜49）を使い、少しずつ取り組みましょう。

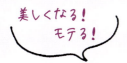

メソッド 2　全身の筋肉が偏りなく使えるようになる

　正しい姿勢は背骨や骨盤のまわりの筋肉に支えられることで保たれます。骨格のアライメントを整え、さらにそれをキープするための筋肉を鍛えることで、無意識に使わなくなってしまったインナーマッスル（体の深層部にある筋肉）を呼び起こしましょう。また、ゆがんだまま固まってしまった関節がほぐれて可動域が広がれば、まわりについてしまったお肉もスッキリしてきます。例えば、ふりそで肉でタプタプの二の腕も、肩関節や肩甲骨をほぐし、腕を正しい位置に置けるようになることでほっそりした腕に。全身の筋肉が偏りなく使えるようになれば自然とぜい肉がつきにくくなり、ムダのない締まった体になっていきます。

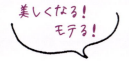

メソッド 3　代謝がアップしてやせやすい体になる

　基礎代謝とは、何もしていなくても消費されるエネルギーのこと。骨を支えたり、呼吸をするために肺を動かしたりと、生きていく機能を維持するために使われ、それを行うためのインナーマッスルと結びつきがあります。代謝の下がった体は少し食べただけでも太りやすく、脂肪を溜め込みやすい状態になっています。一方、筋肉量が多い体は代謝もよく、何もしなくてもカロリーを消費しやすい状態。この、いわゆる"燃焼系ボディ"に必要な筋肉＝インナーマッスルは、正しい姿勢をキープするだけで自然と鍛えることができます。激しい運動をしなくても、やせやすい体をつくることができるのです。

姿勢を正せば
仕事、プライベート、恋愛 etc…
すべてがうまくいく!?

アライメントを正すと内面的にもプラスの変化が。
あらゆる場面で前向きになれる、心身ともにたおやかな"姿勢"が身につきます。

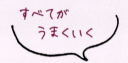

メソッド 1　集中力がグンッと上がる

人は頭が少し傾くだけで、脳への血流がとどこおり、思考能力が下がります。正しい姿勢でいることは勉強や仕事の効率にも影響します。例えば、長時間のデスクワークも、正しい姿勢で行うだけで体にかかる負荷が激減。疲労しにくくなり、集中力の持続時間も長くなります。

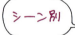 集中力アップのための姿勢メンテ

Scene 1
試験や面接前の緊張を和らげたい！
➡ 胸の位置を3cm上げてみましょう！

緊張すると呼吸が浅くなるので、肩甲骨を寄せ、胸郭を開いて深い呼吸をすることを心がけましょう。胸に手をあて、丹田（おへその下約9センチのところ）のあたりまで"気"を落としていくイメージでゆっくり息を吐くと体がリラックスしますよ。

Scene 2
疲れ、イライラをリセットしたい！
➡ 背中を思いっきり丸めましょう！

イライラすると体に力が入り、背中が伸びきってしまいがち。ひざをぎゅっと抱えて背中を丸めましょう。基本の1.2.3秒インプリセットの1の動き(P.20)がまさにコレ。体の側面を伸ばし硬くなった脇腹をほぐすストレッチもオススメです。

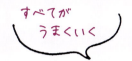

メソッド 2 背骨を矯正すると自律神経が整い前向きに

　人間ですから誰でも気分にアップダウンがあるのは当たり前。でも、テンションが絶好調のときと、落ち込んで気持ちがどんより沈んだときの高低差があまりに激しいと体が疲れてしまいます。こうした気分をつくりだしているのが、起きているときや体が興奮した状態で働く交感神経と、寝ているときや体が落ち着いているときに働く副交感神経の2つからなる自律神経です。自律神経は背骨のラインに沿って伸びています。背骨を矯正していくことで自律神経が整い、交感神経と副交感神経の振り幅がなだらかに。感情に振り回されず、自分をコントロールしやすくなるので、落ち込みにくく前向きでいられるようになり、疲れたり怒られたりして体にストレスがかかっても、安定した精神状態を維持できるようになります。

気分が前向きになる仕組み

姿勢を正すことで背骨が整う
↓
背骨に沿った自律神経も整う
↓
感情の振り幅がなだらかに
↓
落ち込みにくく前向きに

仕事 Work
- 自信が出る
- 堂々とした印象に

プライベート Private
- 落ち込みにくくなり前向きに
- 楽しさを感じやすくなり満ち足りた気持ちに

恋愛 Love
- 女子力オーラUP
- 顔まわりが明るくなる

姿勢を正せば
体の不調が解消＆
ダイエット、筋トレ効果 UP

体の不調の原因は、骨格がゆがみ、筋肉が圧迫されることで起こる血行不良。そして、その元凶が姿勢の崩れにあるんです。

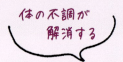
体の不調が解消する

メソッド 1　肩こり、腰痛、便秘、偏頭痛 etc…
姿勢を正せばスッキリ解消！

骨格がゆがみ、骨盤が傾くと、肩こりや腰痛が起こります。また、骨盤が後傾して猫背になることで腸が圧迫され便秘になったり、前首が原因で偏頭痛になったりと、姿勢の崩れは多くの女性が悩まされる体の不調の元になっています。肌荒れや冷えなど、いっけん姿勢とは関係がないように思えても、骨格を整えることであらゆるトラブルが改善されていきます。

体のゆがみチェックリスト ✓

☐ 反り腰	☐ 猫背	☐ たれ尻
☐ 腰痛	☐ 前首	☐ 肩こり
☐ むくみ	☐ ポッコリお腹	☐ 腰痛
☐ ポッコリお腹	☐ 便秘	☐ 頭痛
☐ 下半身デブ	☐ O、X、OX 脚	☐ 生理痛
↓	↓	↓
骨盤が前傾気味	骨盤が後傾気味	骨盤の左右がアンバランス

体の不調が解消する

メソッド2　姿勢を正すこと＝体のー(マイナス)要素をゼロに戻すこと

　姿勢が崩れた状態で長く生活していると、体の使い方や筋肉に悪いクセがついてしまいます。姿勢のアライメントを正すということは、そんな負の習慣をゼロに戻す作業です。そのためには普段使っていない部分や、姿勢を正すための筋肉を呼び起こしてあげることが大切。次第に脳がその部分を使おうと意識し、筋肉が刺激されるようになっていきます。このように、筋肉が正しく動き、骨格が整ったゆがみのない状態を"ゼロ"（体本来の正しい姿）とするならば、筋トレや運動などは体へのプラスへの働きかけであり、"ゼロ"の状態から行うことで、はじめてその効果が得られるようになるものなのです。反対に、ゆがんだ体を放置していては、いくらジムに通っても、体型の悩みやトラブルはいつまでたっても根本的に改善されないままです。

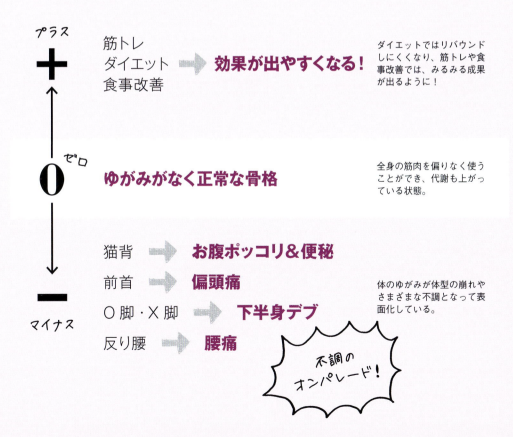

プラス
＋
筋トレ　ダイエット　食事改善　→　**効果が出やすくなる！**
ダイエットではリバウンドしにくくなり、筋トレや食事改善では、みるみる成果が出るように！

0　ゼロ
ゆがみがなく正常な骨格
全身の筋肉を偏りなく使うことができ、代謝も上がっている状態。

マイナス
−
猫背　→　**お腹ポッコリ＆便秘**
前首　→　**偏頭痛**
O脚・X脚　→　**下半身デブ**
反り腰　→　**腰痛**

体のゆがみが体型の崩れやさまざまな不調となって表面化している。

不調のオンパレード！

あなたの立ち方は合ってる?
正しい姿勢のポイント

今の自分の姿勢はどうなっているのでしょうか?
鏡や壁を使って、正面と横から体の状態をチェックしてみましょう。

Front

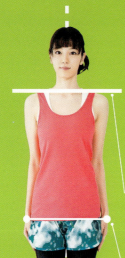

Check
鏡の前に立ち、肩、骨盤の高さ、体の中心のラインがまっすぐになっているか確認。

Point 1
左右の肩の高さが同じで、肩と鎖骨が一直線になっている。

Point 2
骨盤の左右の高さが水平で、左右の足の長さが同じになっている。

Point 3
内くるぶし、両ひざがつき、両太もものあいだに隙間がある。

Side

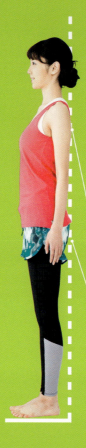

Check
壁を背にしてまっすぐ立ち、かかと、お尻、肩甲骨、頭がつくかチェック。

Point 4
肩甲骨全体が壁につく。肩&腕を体の真横に置くことができている。

Point 5
お尻が壁につき、壁と腰の間に手のひら一枚分のスペースがある。入らない人は平背、2枚分以上入る人は反り腰・猫背の傾向が。

NGな姿勢

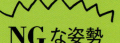

姿勢の崩れ方によって、さまざまなタイプのゆがみが体に表れます。

反り腰	前首(まえくび)	前重心(まえじゅうしん)	猫背	左右バランスの崩れ
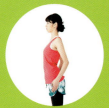		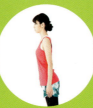	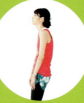	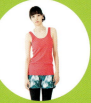
骨盤が前傾し、腰が反っている	首がうなだれ前についている	体が前のめり気味になっている	骨盤が後傾し、背中が丸い	左右の肩の高さが異なる

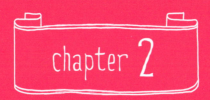

14日間で姿勢リセット！
1日3分エクササイズ

使わなくなった筋肉を呼び起こし、骨格を正しい位置へ導きます。
ゆがみを取りのぞき、体をゼロの状態に戻していきましょう。

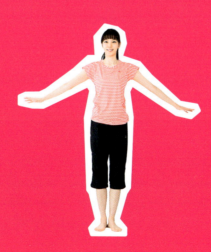

> キレイに近づく3秒の魔法
> # 1.2.3秒インプリセット
> たった3秒の伸縮運動で正しい姿勢に体をリセット！
> この3ステップが毎日のエクササイズの基本の動きになります。

1秒 息を吐きながら上半身をしなやかに丸める

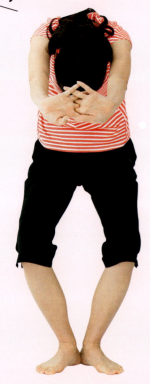

Start!

つま先を軽く開いて立ち、ひざを曲げながら開く。手を組んで前に突き出し、背中を丸める。

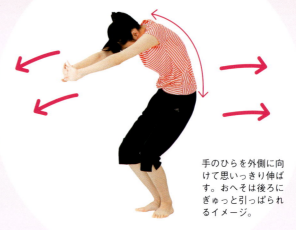

Side

手のひらを外側に向けて思いっきり伸ばす。おへそは後ろにぎゅっと引っぱられるイメージ。

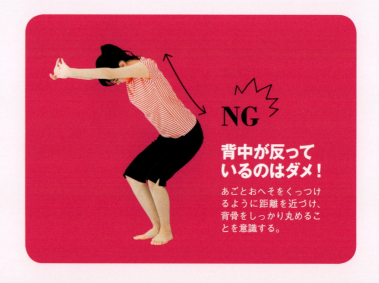

NG

背中が反っているのはダメ！

あごとおへそをくっつけるように距離を近づけ、背骨をしっかり丸めることを意識する。

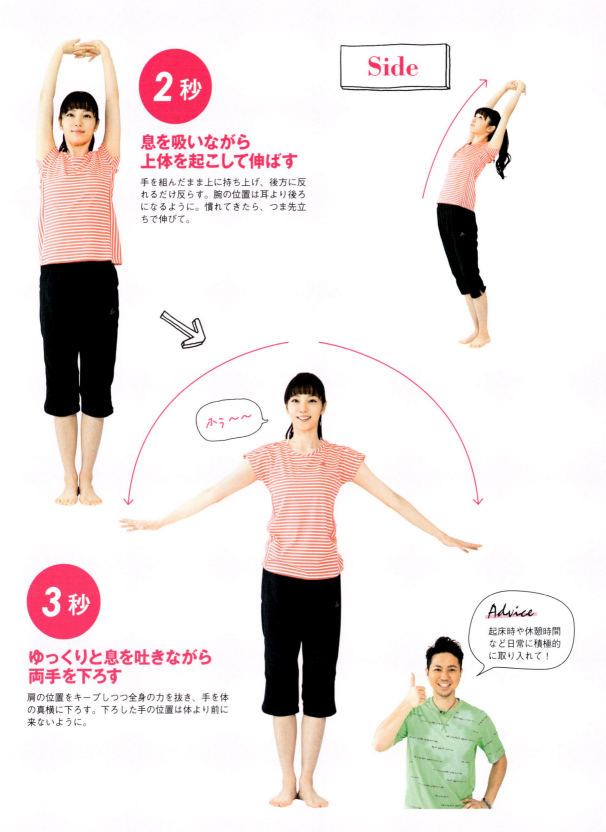

1日目
初日は**上半身の動き**を中心に 軽快に**ウォームアップ**

1日目の基本の動き 1

ヒップ

ステップパンチ ×6回

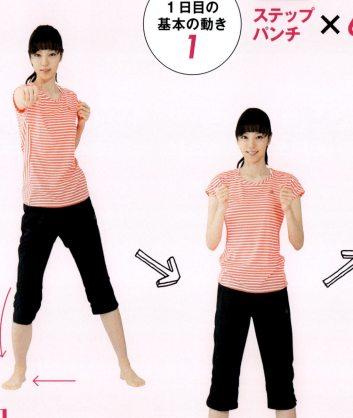

1
右腕を前に突き出し、同時に右足を外側に踏み出す。手足にぐっと力を入れ、踏んばって。

2
手足を体の中心に戻しひと呼吸。エクササイズしながら呼吸することを忘れないように。

3
反対も同様に足は横に踏み出し、腕は前に突き出して、パンチ！ひじはしっかり伸ばすこと。

肩甲骨から腕を前に突き出してパンチ！

肩甲骨から腕を突き出しパンチするイメージ。体をややひねってもよいので、肩から大きく、床と平行になるよう前に伸ばす。腕だけで行ったり、前に出す腕が下がるのは×。

1日目の基本の動き 2

美脚 **バスト**

ジャンプ ✕ 48回

両足で軽く跳ねながら こぶしを真上へ突き上げる

こぶしを突き上げるとき、腕が耳のそばを離れないように。高くジャンプしなくてよいので、ひざのクッションとふくらはぎの筋肉を使って軽やかにとび跳ねよう。

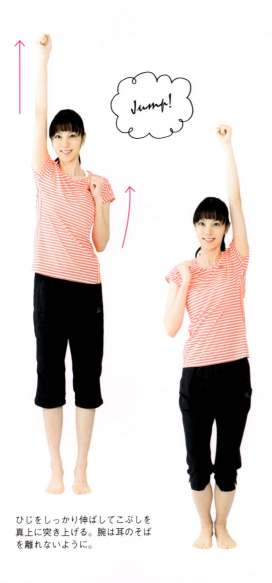

ひじをしっかり伸ばしてこぶしを真上に突き上げる。腕は耳のそばを離れないように。

3 min

Day 1's Menu

Start 1.2.3秒インプリセット

⬇ 呼吸を整える

基本の動き1
ステップパンチ

⬇ 8カウントで呼吸を整える

Finish 基本の動き2
ジャンプ

✕3 セット

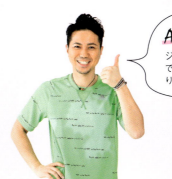

Advice
ジャンプするだけで体が柔らかくなりますよ！

2日目
"縮める→伸ばす"を組み合わせて インナーマッスルを刺激

Let's Go!

2日目の基本の動き 1

ウエスト　バスト

ツイストプル × 6回

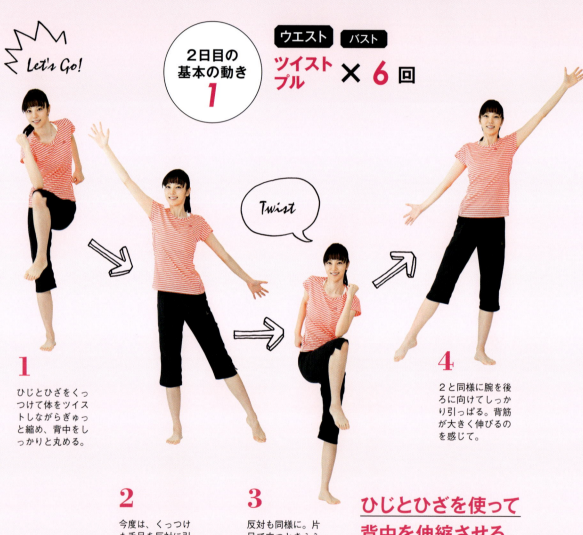

1 ひじとひざをくっつけて体をツイストしながらぎゅっと縮め、背中をしっかりと丸める。

2 今度は、くっつけた手足を反対に引き合うイメージで腕を後方に引っぱり背中全体を伸ばす。

3 反対も同様に。片足で立つときふらつかないように。体幹を意識し、インナーマッスルを鍛える。

4 2と同様に腕を後ろに向けてしっかり引っぱる。背筋が大きく伸びるのを感じて。

ひじとひざを使って背中を伸縮させる

丸めるときはしっかりと丸め、伸ばすときはぎゅ〜っと大きく伸ばす。片足でバランスをとる際にはふらつかないよう、体幹を意識しインナーマッスルを鍛える。

2日目の基本の動き 2

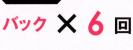 バスト **バック ✕ 6 回**

体を反り腕は後ろへ ダイナミックに背泳ぎ

体をしっかり反らし、伸ばした腕は耳のそばを通しながら、大きく引くように後ろへ回す。ゆっくり呼吸をしながら丁寧に伸ばし、肩甲骨を効果的に動かそう。

足を肩幅より広めに開いて立ち、上体を反らせる。腕は耳のそばを通し、後ろに大きく引っぱる。

Day 2's Menu

- **Start** 1.2.3秒インプリセット
  ↓ 呼吸を整える
- 基本の動き1 **ツイストプル**
  ↓ 8カウントで呼吸を整える
- **Finish** 基本の動き2 **バック**

✕3セット

Side

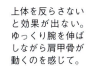

上体を反らさないと効果が出ない。ゆっくり腕を伸ばしながら肩甲骨が動くのを感じて。

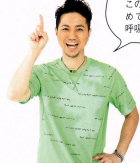

Advice この動作は息を止めてしまいがち。呼吸も忘れずに！

3日目
体の中心を意識した動きでブレない軸を手に入れる

基本姿勢

3日目の基本の動き 1

美脚　ウエスト　バスト

ストレートバランス ×6回

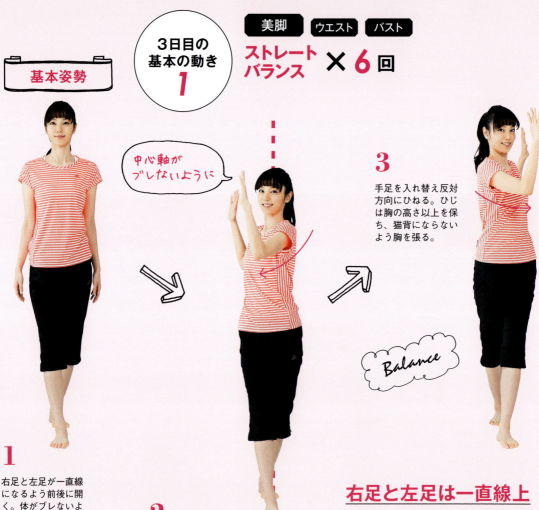

中心軸がブレないように

3 手足を入れ替え反対方向にひねる。ひじは胸の高さ以上を保ち、猫背にならないよう胸を張る。

Balance

1 右足と左足が一直線になるよう前後に開く。体がブレないように足の裏でしっかり支える。

2 体の中心軸を意識しながら上半身をひねる。目線は正面。頭の位置は変えずに体だけねじる。

右足と左足は一直線上骨盤を固定してひねる

左右の足を一直線に置けば骨盤が固定されるので、体にしっかりとひねりが加わり、ウエストのくびれにも効果てきめん。体の中心軸を意識しながら行おう。

○ 3日目の基本の動き **2**

バスト バックアップダウン ×**6**回

3min

Day **3** 'sMenu

Start 1.2.3秒インプリセット
↓ 呼吸を整える
基本の動き**1**
ストレートバランス
↓ 8カウントで呼吸を整える
Finish 基本の動き**2**
バックアップダウン

×**3**セット

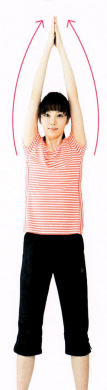

1 足は肩幅くらいに開き、頭上で手のひらを合わせる。腕が耳より前に来ないように注意。

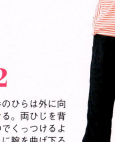

2 手のひらは外に向ける。両ひじを背中でくっつけるように腕を曲げ下ろし、肩甲骨を寄せ合う。

OK!

上で閉じ、下で開いて肩甲骨を寄せ動かす

腕を頭上から下ろしてくるときは手のひらを外に向け、ひじは肩より後ろになるように注意。肩甲骨を寄せ合わせて動かすことで褐色脂肪細胞（熱をつくり出したり、余分なエネルギーを燃やす働きをする）を刺激し、脂肪を燃焼しやすい体へと導く。

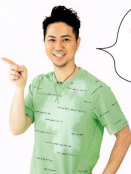

Advice
褐色脂肪細胞が活発になるのでダイエットにも効果的

4日目
上半身を大きく伸ばして肩甲骨、ウエストまわりに効かせる

4日目の基本の動き 1

ウエスト バスト
サイドアブドミナル × 6回

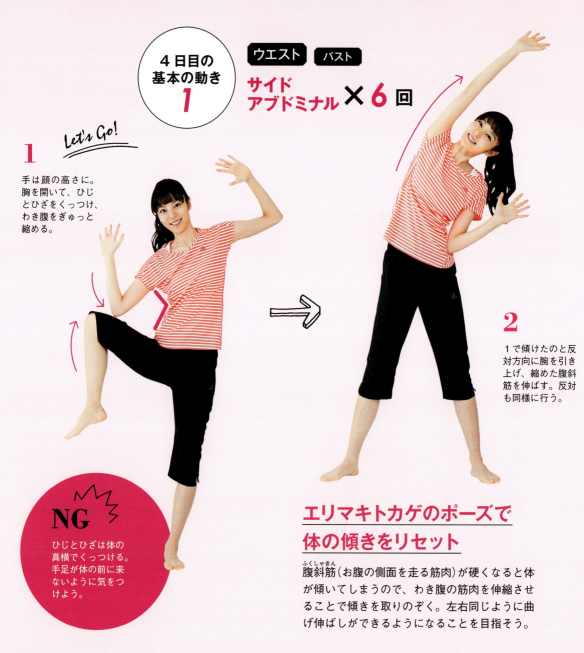

1 Let's Go!
手は顔の高さに。胸を開いて、ひじとひざをくっつけ、わき腹をぎゅっと縮める。

2
1で傾けたのと反対方向に腕を引き上げ、縮めた腹斜筋を伸ばす。反対も同様に行う。

NG
ひじとひざは体の真横でくっつける。手足が体の前に来ないように気をつけよう。

エリマキトカゲのポーズで体の傾きをリセット

腹斜筋（お腹の側面を走る筋肉）が硬くなると体が傾いてしまうので、わき腹の筋肉を伸縮させることで傾きを取りのぞく。左右同じように曲げ伸ばしができるようになることを目指そう。

4日目の基本の動き 2

バスト

バックオープンクローズ ×3回

肩甲骨を開閉させて代謝をアップ！

両手の甲とひじをつけると肩甲骨が開く。その状態で上下に動かしたり、手の動きに合わせて肩甲骨が開閉することで背中がほぐれる。代謝UPや肩こりの解消にも効果がある。

Close Up...

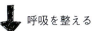
3min

Day 4 's Menu

Start 1.2.3秒インプリセット
↓ 呼吸を整える

基本の動き1
サイドアブドミナル
↓ 8カウントで呼吸を整える

Finish 基本の動き2
バックオープンクローズ

×3セット

1
顔の前で手の甲とひじを合わせる。そのまま腕を上下に動かし、肩まわりの筋肉をほぐす。

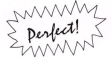

2
手のひらを外に向け、腕を後ろに引き、胸を開く。手の動きに合わせ肩甲骨を開閉させる。

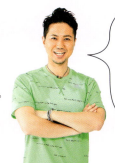

Advice
手とひじをつけたまま、上がるところまで上げましょう。伸縮させる筋肉や開閉させる骨の動きを意識して

5日目
上半身のひねりと下半身への加圧で全身にほどよく負荷をかける

5日目の基本の動き1

ウエスト
ヒップタッチ ×6回

しっかりとひねって腰まわりをほぐす

顔ごと後方へひねって両手でお尻をタッチ。ひねるときは頭の位置がブレないよう、体の軸を意識。かかとは浮かせないように。腰を伸ばすので、腰痛やくびれに効果あり。

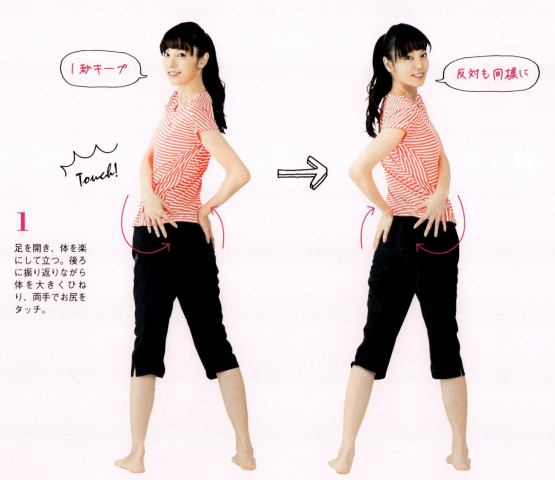

1秒キープ

反対も同様に

Touch!

1 足を開き、体を楽にして立つ。後ろに振り返りながら体を大きくひねり、両手でお尻をタッチ。

5日目の基本の動き 2

美脚 **ヒップ**

ヒールアップスタンプ ×6回

お尻を後ろに引いてヒップアップ！

手は前に出し、お尻は後ろに引く。重心が前になるとももに負荷がかかり、前ももに筋肉がついてしまうので、意識は必ずお尻と裏ももへ。猫背にならないよう気をつけて。

3min

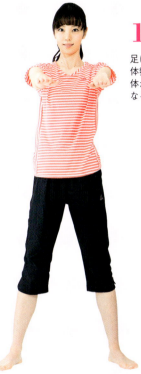

1 足は大きく広げ、安定した体勢をとる。腕は前に出し、体が上下しても床と平行になるよう保つ。

2 かかとを上げたままお尻を引いてスクワット。きつい場合は、最初はかかとを床につけてもOK。

Day 5's Menu

Start **1.2.3秒インプリセット**
↓ 呼吸を整える

基本の動き1
ヒップタッチ
↓ 8カウントで呼吸を整える
Finish
基本の動き2
ヒールアップスタンプ

×3セット

Good!

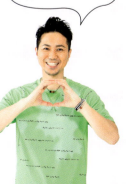
Advice
体の中心であるお尻を意識すれば姿勢もよくなります

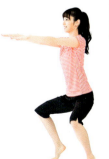
Side
骨盤を前に傾け、お尻を後ろに引っぱるイメージでひざの高さまで下げる。前重心は×。

6日目
体の中心軸から左右・後方に倒して しなやかな伸びをマスター

6日目の基本の動き 1 | ウエスト | **サイドプル×6回**

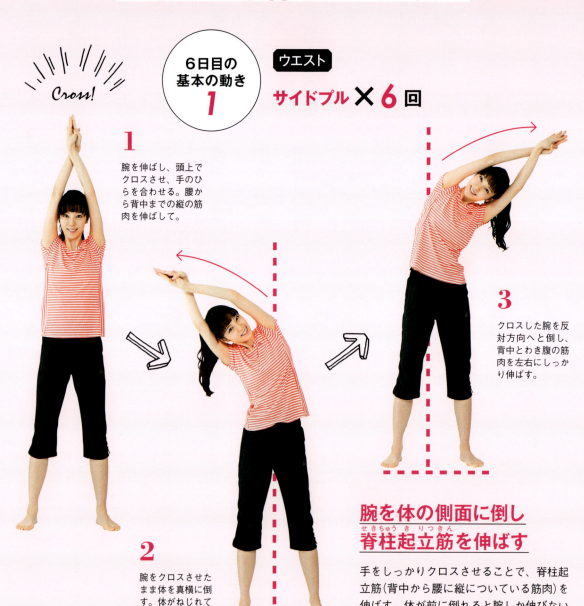

Cross!

1 腕を伸ばし、頭上でクロスさせ、手のひらを合わせる。腰から背中までの縦の筋肉を伸ばして。

2 腕をクロスさせたまま体を真横に倒す。体がねじれて前に倒れ込まないように注意する。

3 クロスした腕を反対方向へと倒し、背中とわき腹の筋肉を左右にしっかり伸ばす。

腕を体の側面に倒し脊柱起立筋（せきちゅうきりつきん）を伸ばす

手をしっかりクロスさせることで、脊柱起立筋（背中から腰に縦についている筋肉）を伸ばす。体が前に倒れると腕しか伸びないので、真横に倒して背中全体をストレッチ。

| 6日目の基本の動き 2 | ウエスト　美脚　ヒップ　**レッグベンドプッシュ** ×**6**回 |

ポッコリお腹に効く 腸腰筋にアプローチ

背骨から足の骨についている大きな2本のインナーマッスル・腸腰筋（大腰筋*1 と腸骨筋*2のこと）を伸ばしたり縮めたりする運動。腰痛やポッコリお腹など、腰まわりの悩みにも効果的なエクササイズ。

＊1　背骨と足の付け根を結ぶ筋肉
＊2　骨盤と足の付け根を結ぶ筋肉

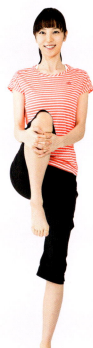

1
片足を両腕で抱える。ももが胸につくようにぐっと引き寄せ、腸腰筋をしっかりと縮める。

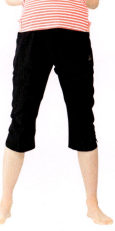

2
足を下ろしながら肩幅に開く。同時に両手を体の後ろへ回し、手でお尻を前に押し出す。

3min

Day 6's Menu

Start　1.2.3秒インプリセット
↓　呼吸を整える

基本の動き1 サイドプル
↓　8カウントで呼吸を整える
Finish　**基本の動き2 レッグベンドプッシュ**

×3セット

Side

お尻を押し出すことで縮めた腸腰筋を伸ばす。お腹まわりの筋肉が伸びるのを感じて。

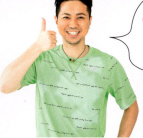

Advice
前、後ろ、横、すべての筋肉を伸縮させましょう！

7日目
体の軸に働きかける
1週間の区切りの調整エクサ

7日目の基本の動き 1

ヒップ **ウエスト**
トランクサークル × 18回

手足をグルグル股関節を回しほぐす

手の指先とつま先を引っぱり合うように、伸ばしながら回転させる。手足の回転数が同じになるように回すこと。頭が動かないように体幹を鍛えれば姿勢も整いやすくなる。

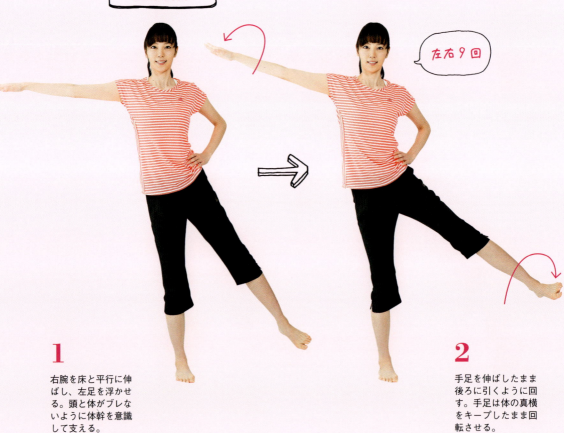

基本姿勢

左右9回

1 右腕を床と平行に伸ばし、左足を浮かせる。頭と体がブレないように体幹を意識して支える。

2 手足を伸ばしたまま後ろに引くように回す。手足は体の真横をキープしたまま回転させる。

7日目の基本の動き 2

ヒップ **美脚**

ヒップジョイント ×6回

股関節を開閉し柔軟性を高める

足を上げ、開き、閉じ、下ろす動作を繰り返し、股関節を柔らかくする。開く足は体の真横まで広げられるとベスト。自分の体の硬さに合わせ、少しずつレベルアップしていこう。

Day 7 's Menu

Start 1.2.3秒インプリセット
↓
呼吸を整える

基本の動き1
トランクサークル
↓
8カウントで呼吸を整える

基本の動き2
ヒップジョイント

Finish

×3セット

3min

1
両手を腰に当て、足を閉じて立ち、片足を腰の高さまで引き上げる。体がふらつかないように。

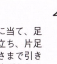
Fight!

90度

2
引き上げた足を体の側面まで大きく開く。ひざが床と平行になるように水平に動かす。

3
開いた足を正面に戻し床に下ろす。反対も同様に、上げる→開く→閉じる→下ろす、を繰り返す。

まずは1週間おつかれさま！

Advice
この動作ができれば体の軸がバシッと決まります！

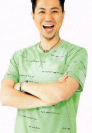

8日目
胸の開閉と腰のスイングでくびれメイキング

8日目の基本の動き **1**

バスト

ピジョン × **6回**

ハトになりきって胸を大きく動かす

胸を大きく開閉させるのがポイント。胸を前に出すときはひじを後ろに引いて、体の前面をぐっと突き出す。閉じるときは背中をしっかり丸め、体を大きく動かす。

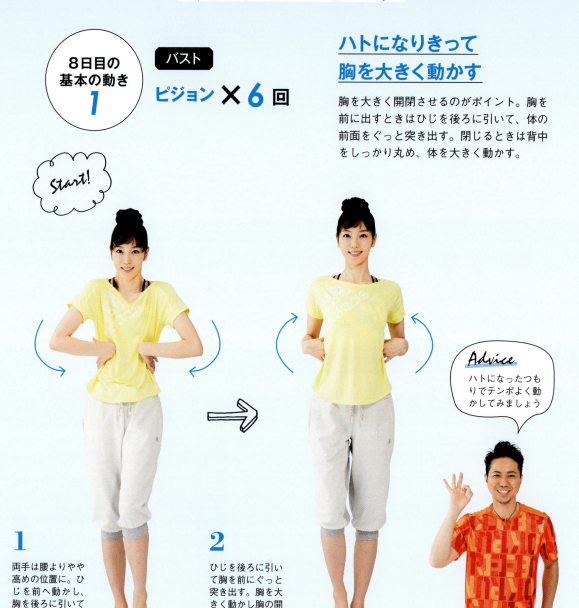

1 両手は腰よりやや高めの位置に。ひじを前へ動かし、胸を後ろに引いて背中を丸める。

2 ひじを後ろに引いて胸を前にぐっと突き出す。胸を大きく動かし胸の開閉を繰り返す。

Advice ハトになったつもりでテンポよく動かしてみましょう

8日目の基本の動き 2

ウエスト 美脚 ヒップ

ペルビススイング ×6回

基本姿勢

1
肩幅くらいに足を開き、少し腰を落とす。前屈みにならないように上体は起こしておく。

3 min

Day 8 's Menu

Start 1.2.3秒インプリセット

↓ 呼吸を整える

基本の動き1
ピジョン

↓ 8カウントで呼吸を整える

Finish 基本の動き2
ペルビススイング

×3セット

Swing

2
しっかりと腰を沈めてから骨盤を片側へぐいっと持ち上げる。反対側も同様に大きく動かす。

骨盤をスイングさせ大きく持ち上げる

腰を沈めてから骨盤を持ち上げるのがポイント。持ち上げる側のわき腹をぎゅっと縮め、腹斜筋を鍛える。ただのスクワットにならないよう左右に大きくスイングさせて。

9日目
上半身のひねりと下半身のステップでスッキリ骨格メンテナンス

9日目の基本の動き 1

バスト　ウエスト

パンキング × 12回

突き出し×ひねりで小胸筋を伸ばす

腕を前にぐいっと出して、目の前の障害物をどけるようにひねる。ひねりを加えることで鎖骨の下にある小胸筋（しょうきょうきん）が伸び、スッキリ美しいデコルテに。ウエストにも効果的。

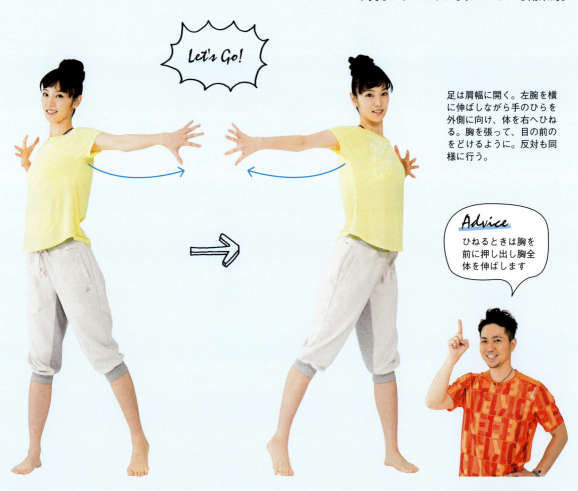

Let's Go!

足は肩幅に開く。左腕を横に伸ばしながら手のひらを外側に向け、体を右へひねる。胸を張って、目の前のをどけるように。反対も同様に行う。

Advice
ひねるときは胸を前に押し出し胸全体を伸ばします

9日目の基本の動き 2

美脚 **ヒップ**

インサイドアウト ×6回

手足を同時に開閉しゆがみのない美脚に

外に広がった大転子（大腿骨のつけ根の骨）を内側へ戻し、股関節を柔らかくすることで、XO脚を改善。上半身の動きは肩甲骨を意識して行う。肩関節と股関節を連動させることで効果が倍増！

3min

Day 9's Menu

Start 1.2.3秒インプリセット
↓ 呼吸を整える
基本の動き1 パンキング
↓ 8カウントで呼吸を整える
Finish 基本の動き2 インサイドアウト

×3セット

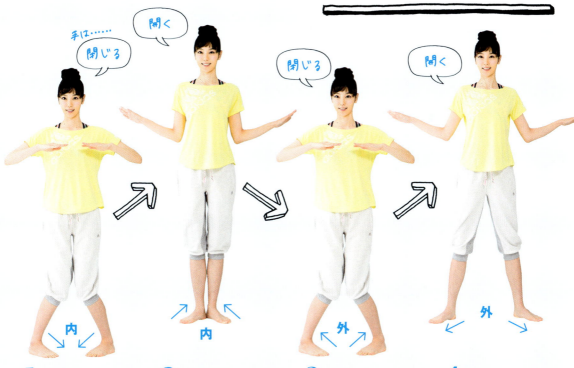

1 足を肩幅に開く。ひざを軽く曲げ、つま先を内側に向ける。同時に両手も内側に動かし、胸の前へ。

2 両足のかかとを内側へと近づけ、つま先を開きながらひざを伸ばす。両手は外側に開く。

3 軽くひざを曲げ、かかとを外側へ向けて、内股のようなポーズで足を開く。両手は内側へ閉じる。

4 かかとを軸につま先を外に開き、ひざを伸ばしながら足を開く。同時に手も外に開き胸を張る。

10日目
ランニングフォームで下半身にじわじわと負荷をかける

10日目の基本の動き 1

[美脚] [ウエスト] [ヒップ]

ワンレッグスクワット × 12回

お尻を鍛えるための片足スクワット

お尻の筋肉に働きかける動作であることを意識し、前傾姿勢にならないよう体勢を保つ。顔を上げて視線は前方を見据え、胸を張って、猫背にならないように気をつけよう。

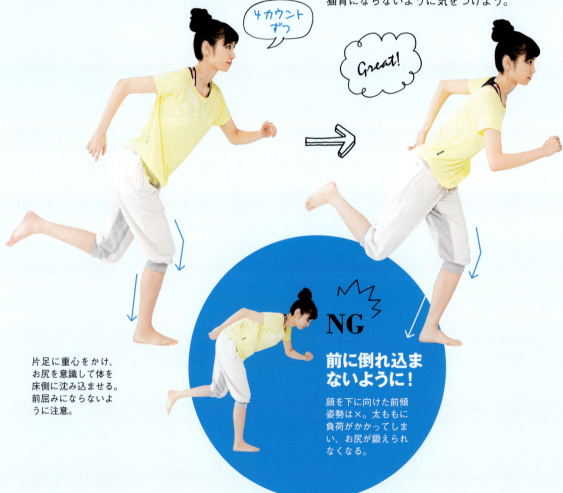

4カウントずつ

Great!

NG 前に倒れ込まないように！

顔を下に向けた前傾姿勢は×。太ももに負荷がかかってしまい、お尻が鍛えられなくなる。

片足に重心をかけ、お尻を意識して体を床側に沈み込ませる。前屈みにならないように注意。

| 10日目の基本の動き 2 | 美脚 ヒップ ステップ ✕ 40回 |

Day 10's Menu

Start 1.2.3秒インプリセット
→ 呼吸を整える

基本の動き1
ワンレッグスクワット
↓ 8カウントで呼吸を整える

Finish 基本の動き2
ステップ

✕3セット

足を閉じて立つ。ひじとひざを体の中心に寄せ、つま先を床につけたまま、その場で足踏みするようにリズムよく手足を動かす。

リズムよく軽快に腕を振って足踏み

手足を同じスピードで動かし、肩関節、股関節を連動させる。ひじ、ひざは体の中心に寄せ、体のそばを離れないように。ひじは後ろに引くように大きく動かし肩甲骨を意識。

NG
頭の位置はまっすぐ真上をキープ

重心が前に移動し体が前傾しないように注意。頭は真上で固定し、まっすぐな姿勢を保って。

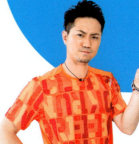

11日目
軸を意識しながらバランスを維持して行う上級エクサ

11日目の基本の動き1

ヒップ　バスト　ウエスト

ヒールアップフレクション × 6回

背中をまっすぐ伸ばしたまま倒す

腕が耳より後ろになるように注意して頭上で手を合わせ、背中をまっすぐ伸ばし、その姿勢のまま体を前に倒す。深く前屈するより背筋をまっすぐ保つことを意識して。

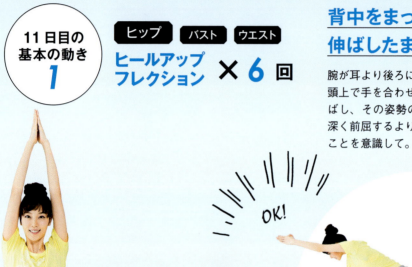

1 足を開いて立つ。腕はまっすぐ上へ。頭上で手のひらを合わせてつま先立ちをし、背中を伸ばす。

2 かかとを浮かせたままふくらはぎを使って前屈する。猫背にならないよう姿勢に注意する。

OK!

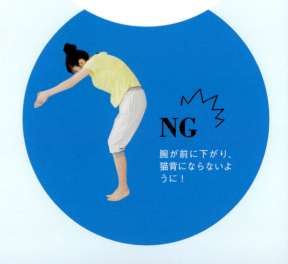

Side
腰を入れて前屈し背中をまっすぐ伸ばす。

NG
腕が前に下がり、猫背にならないように！

11日目の基本の動き 2

[ヒップ] [美脚]

レッグフロントバック ×6回

足を前後に引き上げもも&ヒップを締める

かかとをお尻に引きつけるように後ろに蹴り上げ、ヒップとハムストリング（裏もも）を鍛える。前ももを引き上げるときは上体を前傾させず、足を胸に引きつけるように。

3min

Day 11's Menu

Start 1.2.3秒インプリセット
↓ 呼吸を整える

基本の動き 1
ヒールアップフレクション
↓ 8カウントで呼吸を整える

Finish
基本の動き 2
レッグフロントバック

×3セット

 Keep!

1 足を閉じて立ち、ももを胸につけるように片ひざを引き上げる。体が前傾しないよう注意する。

2 足を浮かせたまま、体の中心を通し後方へ。かかとをお尻につけるようにキュッと引き上げる。

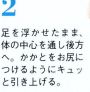

Advice お尻と裏ももに効いてきたら正しく動けている証拠！

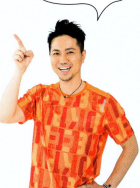

12日目
腰まわりを起点にしたひねりと軽快なリズムの美脚矯正でメリハリをGET

12日目の基本の動き 1

ウエスト　バスト

アームクロスワイズ × 6回

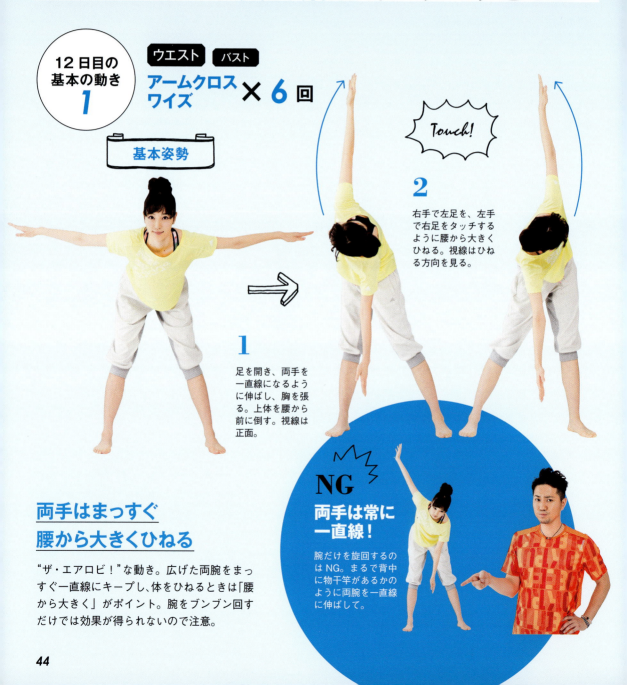

基本姿勢

1 足を開き、両手を一直線になるように伸ばし、胸を張る。上体を腰から前に倒す。視線は正面。

2 右手で左足を、左手で右足をタッチするように腰から大きくひねる。視線はひねる方向を見る。

Touch!

両手はまっすぐ腰から大きくひねる

"ザ・エアロビ！"な動き。広げた両腕をまっすぐ一直線にキープし、体をひねるときは「腰から大きく」がポイント。腕をブンブン回すだけでは効果が得られないので注意。

NG 両手は常に一直線！

腕だけを旋回するのはNG。まるで背中に物干竿があるかのように両腕を一直線に伸ばして。

12日目の基本の動き 2

美脚　ヒップ

クロスアウトイン ×3セット

股関節を内と外に持ち上げてほぐす

動きがコンパクトになりすぎないよう内・外にしっかり引き上げて。股関節をほぐし骨盤を正しい位置に導くことで、姿勢や脚のラインが整う。一連の動作は脳トレにも◎。

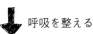

3min

Day 12 's Menu

Start **1.2.3秒インプリセット**
↓ 呼吸を整える

基本の動き1
アームクロスワイズ
↓ 8カウントで呼吸を整える
Finish 基本の動き2
クロスアウトイン

×3セット

1
左ももを右手で、右ももを左手でタッチ。手で足にリーチするのではなく、ももを引き上げる。

2 Outside
足を外側に蹴り上げ、片手でタッチ。もも上げと同様に足を上に引き上げるのがポイント。

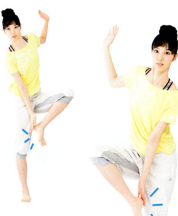

3 Inside
右手で左足かかとを、左手で右足かかとをタッチ。猫背や前傾姿勢にならないよう、しっかりと蹴り上げる。

13日目

肩甲骨を意識しつつ腰まわりも刺激

13日目の基本の動き 1

バスト　ウエスト

アームオール ×12回

ハニワのポーズで肩関節を上下に動かす

肩関節を回し動かすとき、腕を後方へ引いて、手の位置が肩より後ろに来るようにする。肩甲骨と肩関節の動きがよくなることで肩こりが解消され、姿勢も整う。

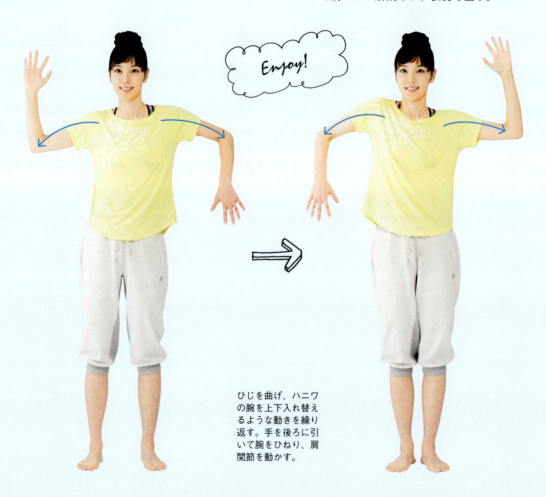

Enjoy!

ひじを曲げ、ハニワの腕を上下入れ替えるような動きを繰り返す。手を後ろに引いて腕をひねり、肩関節を動かす。

13日目の基本の動き 2

ヒップ　バスト

ハンドサイドサークル ×24回

ミツバチのように腕を後ろにブンブン

手を後ろに回す動きで二の腕にアプローチし、ほっそり腕に。腕はまっすぐ伸ばしたまま肩の横で回転させる。正しい姿勢を意識して、肩を痛めないように。

Day 13 's Menu

3 min

Start　1.2.3秒インプリセット

↓

呼吸を整える

基本の動き1
アームオール

↓

8カウントで呼吸を整える

Finish　基本の動き2
ハンドサイドサークル

×3セット

基本姿勢

1
足を大きく開く。両手を広げ、上体を腰から前屈させ、少し前に傾ける。背中は丸めないように。

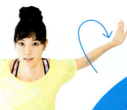

2
体の横で、両手をゆっくり後ろに回す。腕を曲げずにまっすぐ伸ばしたまま回転させる。

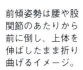

前傾姿勢は腰や股関節のあたりから前に倒し、上体を伸ばしたまま折り曲げるイメージ。

Side

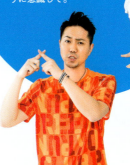

NG

前傾姿勢≠前屈み
猫背はNG！
上体を傾けるときに背中が丸まらないように意識して。

14日目
軸を意識しながら肩甲骨＆足の筋肉を同時に刺激

14日目の
基本の動き **1**

バスト **ウエスト**

ハンドアップサークル ×24回

体の先端を回転させ中心軸を作る

こよりや竹になったつもりで、体を中心から揺らし、先端部分をグルグル回して体をゆるめる。体に軸を作ることで、だんだんと大きく回せるようにしていく。

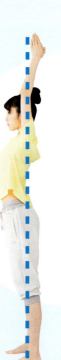

Side

腕は耳のラインまで引き上げ、まっすぐにアライメントの整った姿勢を意識する。

Let's Go!

NG

体の前ではなく頭の上で回す

肩がつらい人は腕を上げられるところまであげればOK。徐々に可動域を広げて。

1
手を上に伸ばし、頭上で手のひらを合わせたまま腕を回す。時計回りから始め、反対方向も行う。

| 14日目の基本の動き 2 | ヒップ 美脚 ステップエルボー ×12回 |

Day 14 'sMenu

3min

Start 1.2.3秒インプリセット
↓ 呼吸を整える

基本の動き1
ハンドアップサークル
↓ 8カウントで呼吸を整える

Finish
基本の動き2
ステップエルボー

×3セット

ひじをスライドさせ全身の力で踏み込む

わきを締め、機関車やロボットのようなポーズをとる。ひじを動かすときは肩甲骨を意識して。全身の力を使ってかかとから力強く踏み込み、足の指や足の裏の筋肉を鍛える。

Push!

1
足を肩幅に開いて立つ。腕を曲げてわきを締め、肩甲骨を意識しながらひじを後ろに引く。

2
腕を前にスライドさせながら斜め前に力強く踏み込む。足の裏の筋肉を使って体の動きをしっかり止める。

Advice
14日間お疲れ様でした！体の変化は感じてますか？

お悩みに合わせて選べる
効果別エクササイズメニュー

14日間のエクササイズを磨きたい部位別にリストアップ。
気になる部分を集中的にトレーニングしていきましょう！

Advice
毎日のメニューに追加してもいいし、気になる部位に効くメニューだけをピックアップしてやってみるのもいいですよ！

ムダのないまっすぐ＆スッキリ美脚になりたい

インサイドアウト(P.39)のように股関節をほぐしながらゆがみを矯正してくれる動きで足全体をシェイプアップ！

美脚 Menu

- 1日目　ジャンプ
- 3日目　ストレートバランス
- 5日目　ヒールアップスタンプ
- 9日目　インサイドアウト
- 10日目　ワンレッグスクワット
- 10日目　ステップ
- 12日目　クロスアウトイン

Leg

バストアップ＆キレイなデコルテを手に入れる！

ピジョン(P.36)やパンキング(P.38)などで胸郭を開閉したり、小胸筋をほぐして美しいバストやデコルテを作りましょう。

バストアップ Menu

- 2日目　バック
- 3日目　バックアップダウン
- 4日目　バックオープンクローズ
- 8日目　ピジョン
- 9日目　パンキング
- 13日目　アームオール
- 14日目　ハンドアップサークル

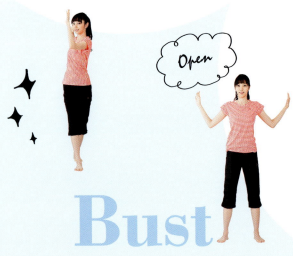

Open

Bust

魅惑的なメリハリ くびれをつくりたい

腹斜筋や体側を伸縮させるサイドアブドミナル（P.28）などでウエストまわりの骨格を正して、余分なお肉をなくしましょう。

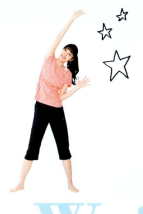

ウエストシェイプ Menu

- **2日目** ツイストプル
- **4日目** サイドアブドミナル
- **5日目** ヒップタッチ
- **6日目** サイドプル
- **6日目** レッグベンドプッシュ
- **8日目** ペルビススイング
- **12日目** アームクロスワイズ

Waist

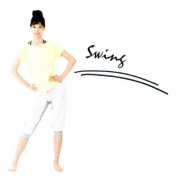

キュッとセクシーに ヒップアップしたい

お尻そのものの筋肉や、ハムストリングなどお尻まわりの筋肉を鍛えてキュッと締まったヒップを手に入れましょう。

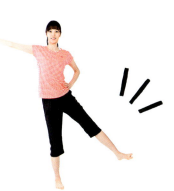

ヒップアップ Menu

- **1日目** ステップパンチ
- **7日目** トランクサークル
- **7日目** ヒップジョイント
- **11日目** ヒールアップフレクション
- **11日目** レッグフロントバック
- **13日目** ハンドサイドサークル
- **14日目** ステップエルボー

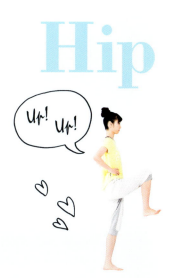

Hip

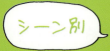 こんなときにお役立ち！
1.2.3秒インプリセットの効果

平日は会社のトイレや給湯室で。休日はお出かけ前のスキマ時間に。
日常のあらゆるシーンをたった3秒で前向きに変換！

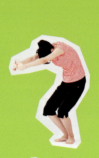 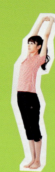 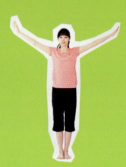

1 丸める　　2 伸びる　　3 力を抜く

その1　合コン前、美人オーラの仕上げに

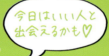

第一印象が大事な合コンに、前首、猫背の姿勢ブスで参加しては成功率も激減です。1.2.3秒インプリセット（P.20、21）で姿勢のアライメントを正せば、顔まわりもワントーンUP。開いたデコルテは光を顔まわりに反射させて、血色をよくしてくれるんです！

その2　重要な会議や来客の前に、"デキる女"な雰囲気をつくる

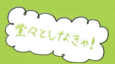

緊張でドキドキするのは心臓が横隔膜に圧迫され、呼吸が浅くなるのが原因。そんなとき1.2.3で胸をしっかり開ければ、落ち着いて深い呼吸ができるようになります。体もリラックスし、会議にも堂々と臨めるハズ。

その3　パニックをしずめ、落ち着いて前向きな気持ちにリセット

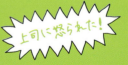

人は怒られる＝大きなストレスを受けると体が力んでカチコチに。背中に力が入ったまま伸びっぱなしになったり、わき腹が硬くなったりします。1.2.3で背中を丸め、わき腹もしっかり伸ばして、心身ともに前向きに切り替えて。

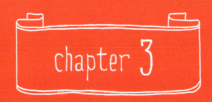

chapter 3

＼ 姿勢を正したら、もう1ステップ！ ／

美人オーラを全開にする
ウォーキング＆座り方レッスン

エクササイズで姿勢のアライメントが整ったら、
今度はキレイな歩き方＆座り方を身につけていきましょう！

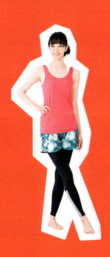

正しく歩いて美人オーラUP!!
基本のモデルウォーキング

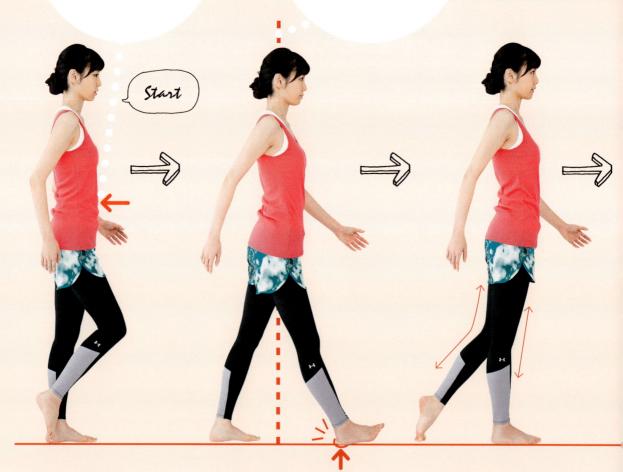

Check 1 お腹に力を入れる
お腹に力を入れることで上体が安定し、正しい姿勢を保てる。

Check 2 縦のラインを意識
重心が移動するとき前屈みにならないよう、体の縦の軸を意識する。

Start

正しい姿勢(P.18)をとり、歩き始める。腹圧をかけ、猫背にならないように。

靴1足分〜肩幅程度で大きめに歩幅をとり、かかとから着地。足の裏の外側→親指へと重心を移していく。

前の足のひざは伸ばす。後ろの足はかかと→つま先へと徐々に離し、足の裏全体を使って静かに蹴り出す。

美しく歩くためのポイントは、体の中心の縦軸、腕の振り、お腹、歩幅。エクササイズで整えた姿勢のアライメントや、全身の筋肉を意識し、1本の線の上を歩くようにウォーキングしましょう。

Advice
縦軸を意識し、正しい姿勢を保ったまま歩きましょう

Check 3 1本のライン上を歩くイメージ

お尻を締め、大腰筋や内転筋を意識して足元に伸びる直線の上を歩くイメージ。

Check 4 腕の振り幅と歩幅を意識

腕は肩甲骨を寄せながら後ろに引く。歩幅は靴1足分以上。大きめにとること。

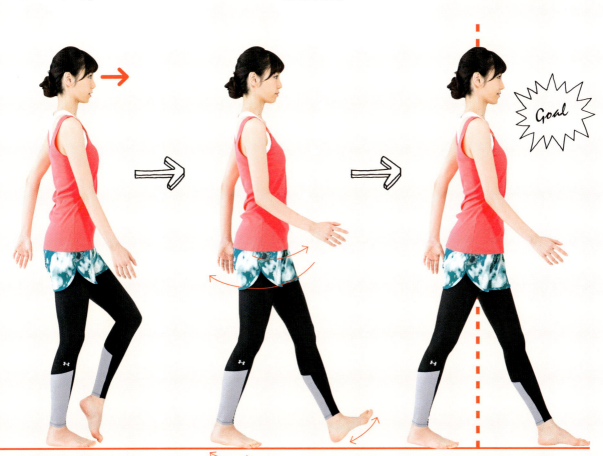

あごを引き、目線は正面。ひざが体の中心から離れないように、すっと前に出す。体が上下に動かないように。

手は後方に引くイメージで後ろに振り、歩幅は自分の靴1足分以上とる。ひざが曲がらないよう注意する。

常に縦軸を意識。足を前に出すのではなく、後ろから蹴り出し、かかとから着地するのを繰り返すイメージ。

座っているときも美姿勢をキープ!
基本の座り方

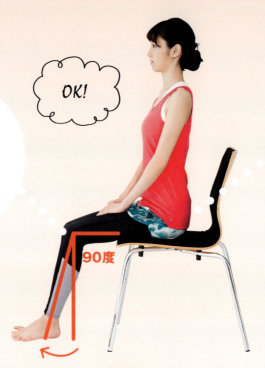

Point 1　骨盤が立っている

骨盤を立て、背中の力を抜き、背骨がS字ラインになっている状態。立ち姿勢同様、肩は耳より後ろに来ます。太ももはそろえて両ひざをつけ、つま先を少し前へ。ひざ下を90度よりやや前に出すと脚が長く見える効果があります。

Point 2　ひざ下が90度より前に出ている

OK!

90度

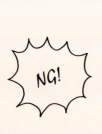

NG!

骨盤が後傾して背中が丸まり、いわゆる猫背、前首になっている状態。本来のS字カーブが崩れ、背骨が弓なりになっているので背中にかなりの圧が加わっています。首や腰にも負担がかかるので、肩こりや腰痛などの原因に……。

NG　背中に圧がかかっている

NG　骨盤が後傾してしまう

骨盤を立てれば力を入れなくても本来の正しい姿勢を保てます。面接や食事の席などでの印象アップはもちろん、デスクワークによる体への負担も軽くなり、能率や集中力を上げる効果も期待できます。

正しく座るためのコツ

お尻を両手で持ち上げ骨盤を立てて座る

お尻を持つことで体が内側に入らず、姿勢のアライメントが整います。自然と骨盤を立てられるだけでなく、お尻の肉を流さないことでヒップアップにもつながります。

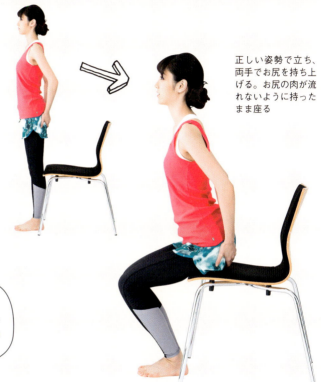

正しい姿勢で立ち、両手でお尻を持ち上げる。お尻の肉が流れないように持ったまま座る

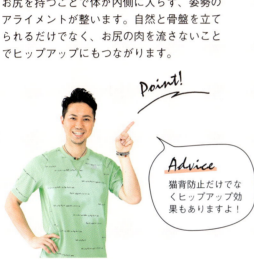

Point!

Advice
猫背防止だけでなくヒップアップ効果もありますよ！

こんな動作に注意!!

スマホに集中しすぎて背中が丸くなったり、パソコンの画面に吸い寄せられるように首が前に出てしまったりしていませんか？ パソコンの画面の高さやキーボードの位置のせいで猫背や前首になってしまうなど、毎日のデスクワークにも姿勢が崩れる原因が潜んでいるので要注意です。

- ☑ 前首にならないようパソコンの画面やイスの高さを調整する
- ☑ 脚や腕を組んでしまったら逆に組み替え左右バランスを均等に
- ☑ 定期的な座り直しや1.2.3秒インプリセットで正しい姿勢に

今村式！ モテ美 "XAVI(ザヴィ)" 理論
ファッションタイプ別ウォーキング

4タイプで見るXAVI(ザヴィ)理論

相手に与えたい印象や身につける服のデザインに合わせてウォーキング方法を変えてみましょう。かわいさを演出するなら歩幅を狭く、大人っぽく見せるなら歩幅を広くするなど、歩く速度や足幅、強調する体のラインに変化をつけます。

- **X** ライン…キュート系
- **A** ライン…清楚系
- **V** ライン…エレガント系
- **I** ライン…シャープ系

歩幅 ひろい／せまい　スピード おそい／はやい

Elegant エレガント系
くびれやボディラインをさりげなく意識したスタイル。上品で気品溢れる雰囲気に。

Sharp シャープ系
タイトスカートやパンツスタイルなどパキッとしたテイスト。クールでサバサバした雰囲気に。

Pure 清楚系
コンサバ系のカーディガンやひざ下スカートが王道アイテム。落ち着いたお嬢様系な印象に。

Cute キュート系
フレアスカートにもこもこニットなど、やわらかい横揺れ系アイテムならお手の物。男子ウケ抜群！

Advice 歩幅や歩く速度を変えるだけで印象がぐっと変わります

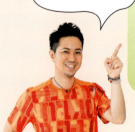

キュート系、清楚系、エレガント系、シャープ系の4つのタイプに分けた歩き方を紹介します。その日のファッションやシーンに合わせて、歩き方でモテ美人を演出しましょう。

～歩き方のポイント～

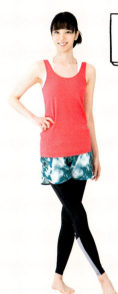

X キュート系

脚をクロスしてXラインを強調します。男子にとっては"揺れる＝キュート"。骨盤をスイングさせ、体をひねるように歩きましょう。

1 ちょこちょこと後ろをついていくイメージで速めのテンポで歩く

2 手は後ろから前に向かって、少し横に開くように大きめに振る

3 左右の骨盤を前後にスイングさせる

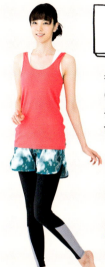

A 清楚系

もっともノーマルな正しい歩き方（P.54）で、Aラインの洋服が映える姿勢です。腕は体のそばで振り、1本の線上を歩くことを意識します。

1 まっすぐ1本の線を歩くように

2 手は少しだけ体から離す

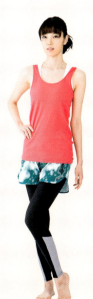

V エレガント系

両ひざをすり合わせる時間を長く、手は薬指が触れるくらい体に沿わせて歩きます。体全体のシルエットがVになることを意識しましょう。

1 ひざとひざを長めにすり合わせる

2 つま先は外に向ける

3 手は体に沿わせる

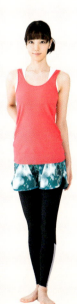

I シャープ系

歩幅は大きく、テンポは速く。手は後ろにしっかり引いて大きめに振ります。キュート系とは正反対の印象なので横揺れはしないように。

1 大きな歩幅で歩く

2 手の振りを大きく

3 横揺れしないよう意識

1.2.3秒インプリセットをおさらい

「基本の1.2.3秒インプリセット」がキレイにできるようになると
どんな変化が表れるのでしょうか。ここで一度振り返ってみましょう。

最初は1.2.3の動きが思うようにできなかった人も、繰り返し行うことでだんだんスムーズにできるようになるのを感じられたのではないでしょうか。背中を上手に丸めたり、反ったりすることができるのは、正しい姿勢に近づいている証拠。キレイな姿勢をつくるために必要な筋肉がつき、姿勢のアライメントが着実に整ってきているのです。

After 14Days
14日間エクササイズを続けたあとの 1.2.3のちがい

- 足首がキュッとしてふくらはぎの位置もUPした
- 腰まわりに乗っていたお肉が消えた
- マッサージにもエステにも通ってないのに小顔になった
- 肩こりが軽くなって二の腕もひと回りスッキリした
- 太もものセルライトが落ちてきた！もうすぐスキニーが履けそう！

14日間を終えてみて、足腰やお尻だけでなく顔まわりにまで変化が出てきた、という方もいるのでは？　上半身と下半身はさまざまな骨が連動しているので、例えば、大転子が開くとほお骨が開いて顔が大きくなり、逆に、締まると顔も小さくなります。ほかにも、背骨がゆがむと鼻筋が崩れる、前首になると下あごがスライドして歯並びが悪くなる、お尻が垂れると目尻も垂れる……など、体の問題は顔つきにも影響大。姿勢が整ってくることで、顔のむくみや二重あごなど、意外な悩みまで解消されていくのを感じることができますよ。

? 14日間のエクササイズを
クリアしたあとはどうする？

day15?

目標は
"無意識でも正しい姿勢でいられる"
状態になること

　14日間エクササイズをしてみると、体を傾けられる角度が違ったり、腕をちゃんと上げられなかったりと、なかには思うようにできない動きがあったかもしれません。でも、最初はそれでOK！　長い時間をかけて固まったり、弱くなったりしてしまった筋肉も、意識的に使っていくうちに少しずつ本来の機能を取り戻してきます。最終的には意識しなくても筋肉を正しく使えて、骨格が整っている状態になれるよう頑張っていきましょう。そのためには、14日間やり遂げることができたら、もう1サイクル続けてみるのをオススメしています。うまくできなかった動きは、正しくできるようになるまで繰り返し行いましょう。美脚やバストアップなど、気になる部分を集中的に磨きたい方は、お悩み別メニュー（P.50、51）を参考にエクササイズをカスタマイズしてみるのもいいですね！

14日以降の To do

1　美姿勢を習慣化するためにもう1サイクル続けてみる
2　「1.2.3秒インプリセット」(P.20、21) を朝・昼・夜など時間を決めて行う
3　うまくできなかった動作だけ集中トレーニング
4　お悩み別メニュー (P.50、51) をその日の調子に合わせてカスタマイズ
5　勉強や仕事の休憩中に好きな動きを実践して3分でリフレッシュ

おわりに

力を抜く＝美しくなる
姿勢を整える＝心を整える、ということ

みなさん、14日間お疲れ様でした。
自分の体と向き合ってみて、いかがでしたか？
つらい動きや、やりづらい動作、伸ばしやすい体の向きはありましたか？

人はストレスを受けると心身が緊張し、硬直してしまいます。ストレッチやエクササイズで体をほぐすことは、体が受けたストレスを軽減させ、楽にしてあげる作業です。正しい骨格を作ることで、日頃から気をはって頑張っているあなたの体の力を抜いてあげてください。体を正すことは、リラックスさせること。ピンと張るのではなく、力を抜いてあげることだということを忘れないでほしいと思います。

矛盾しているように聞こえるかもしれませんが、僕のエクササイズは、四六時中正しい姿勢でいてもらうことだけを目標とするものではありません。それよりも「正しい姿勢を知ることで、自分のゆがみやズレを知ってほしい」と思っています。

姿勢を整えるということは、すなわち、自分の心を整えることであると僕は考えています。

「自分のゆがみやズレを知ること」は「自分自身を知ること」であり、それは「自分のありのままを受け入れること」に繋がります。ストレッチで筋肉を柔らかくすることで「心の柔軟性」（＝受け入れる心）を手に入れ、エクササイズで骨格を支える筋肉を鍛えることで「心を支える筋肉」（＝自信）をつける。そうやって体をほぐすことで、人は心も美しく、健康に、そして幸せでいられるのです。

美しさとは、見た目のきらびやかさだけで作られるものではありません。服を着ていても姿勢の悪さが出てしまうように、ゆがんだ心は外見ににじみ出てしまいます。

1.2.3秒インプリセットの姿勢習慣をぜひ、これからも続けてみてください。日々のストレスで固まってしまった体をゆるめ、本来の美しい姿勢を取り戻してください。

体を正し、心を整えれば、外見だけでなく内面もきらめく、あなただけの美しさをきっと手に入れることができるはずです。

本書を手にとってくださった皆さんの人生が、より輝かしいものになることを願って。

ボディークリエイター・ウォーキング講師　**今村大祐**

14日間の体の変化を記録しよう！

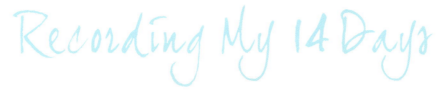

1日目
　
2日目
　
3日目
　
4日目
　
5日目
　
6日目
　
7日目
　
8日目
　
9日目
　
10日目
　
11日目
　
12日目
　
13日目
　
14日目

[BOOK Staff]
Art Director & Designer
小林沙織

Photographer
和田 剛

Stylist
筒井葉子　PEACE MONKEY〈今村大祐・泉里香〉
池田めぐみ　kind〈今村大祐・向里憂香〉

Hair & Make-up
犬木 愛　agee〈今村大祐・泉里香〉
杏奈〈今村大祐・向里憂香〉

Editor
松尾里央　NAISG
石川守延　NAISG
小針あゆみ　NAISG
花村優美　NAISG
山本愛香　NAISG
木村未来　SDP
矢澤美紀子　SDP

Writer
後藤涼子　OMO!

Printing Director
岩倉邦一　DNP メディア・アート

Management Staff
名和裕寿　SDM〈今村大祐〉
菊池美紀　STARDUST PROMOTION〈泉里香・向里憂香〉
水野智史　STARDUST PROMOTION〈泉里香・向里憂香〉

Promotion Staff
田代 蔦　SDP
飯田敏子　SDP
大塩秀太　SDP
藤井愛子　SDP

Sales Staff
川崎 篤　SDP
武知秀典　SDP

Executive Producer
細野義朗　SDP

[DVD Staff]
Producer
秋山広光　ビジュアルツールコンサルティング

Editor
勝山綾子　ビジュアルツールコンサルティング

Movie Cameraman
重岡幾太郎

Music　「Run through!」
塚田良平(CONTEZZA)〈作曲／音楽プロデュース〉
岡山修介〈編曲〉

衣装協力

アイスポーツ（三愛）0120-834-131　http://www.netshop.san-ai.com/sports
アディダス／リーボック（アディダスグループお客様窓口）0570-033-033　shop.adidas.jp
アンダーアーマー（ドームカスタマーセンター）0120-106-786　http://www.underarmour.co.jp
ナイキ（ナイキ カスタマーサービス）0120-6453-77　NIKE.COM
LOKAHI FUKUOKA　092-406-9273　http://www.lokahi-fuk.com
ZOCALO by Break the molds　092-724-8779
フィックスポン・ジャパン株式会社　092-985-5735　www.fixpon.com/

●帯
泉里香　　　Tシャツ／アイスポーツ

●P4～8
泉里香　　　ボーダートップス／スタイリスト私物
　　　　　　ショートパンツ／アディダス
　　　　　　レギンス／アイスポーツ
今村大祐　　Tシャツ、パンツ、レギンス／すべてナイキ

●P20～35
向里憂香　　Tシャツ、パンツ／ともに アディダス
今村大祐　　Tシャツ／アディダス
　　　　　　ショートパンツ、レギンス／ともに リーボック

●P36～49
向里憂香　　Tシャツ、ブラトップ、スウェットパンツ／すべて アディダス
今村大祐　　Tシャツ、パンツ／ともに リーボック

●P18、54～59
向里憂香　　タンクトップ、ショートパンツ、レギンス／すべて アンダーアーマー

*1.2.3*秒
インプリセットエクササイズ

発行　2015年3月29日　初版 第1刷発行

著者　　　今村大祐
発行人　　細野義朗
発行所　　株式会社 SDP
〒150-0021　東京都渋谷区恵比寿西2-3-3
TEL 03-3464-5972（第三編集部）
TEL 03-5459-8610（営業部）
http://www.stardustpictures.co.jp

印刷製本　　大日本印刷株式会社

本書の無断転載を禁じます。落丁、乱丁本はお取り替えいたします。
定価は表紙に明記してあります。

ISBN978-4-906953-24-0
©2015 SDP
Printed in Japan